Die Insulinbehandlung der Zuckerkrankheit

⟨Ein Wegweiser für die ärztliche Praxis⟩

von

Dr. med. E. Foerster, Bad Neuenahr
⟨bisheriger privatärztl. Mitarbeiter des
Herrn Geh. Rat Minkowski-Breslau⟩

1925

Springer-Verlag Berlin Heidelberg GmbH

Meinem verehrten Lehrer und Meister
Herrn Geh. Rat Minkowski
am Abschluß unseres langjährigen gemeinsamen ärztlichen Wirkens in aufrichtiger Dankbarkeit gewidmet.

© Springer-Verlag Berlin Heidelberg 1925
Ursprünglich erschienen bei Verlag von J. F. Bergmann

ISBN 978-3-662-29864-0   ISBN 978-3-662-30008-4 (eBook)
DOI 10.1007/978-3-662-30008-4

VORWORT.

Es sind jetzt annähernd zwei Jahre verflossen, seit wir deutschen Ärzte das Insulin für die Behandlung der Zuckerkrankheit zur Verfügung und in Verwendung haben. Eine Zeitspanne, die zwar noch nicht ausreicht, ein endgültiges und abgeschlossenes Werturteil über das neue Mittel abzugeben, die uns aber jedenfalls dazu gedient hat, aus einer Summe von Einzelbeobachtungen und Erfahrungen allmählich bestimmte Richtlinien für die praktische Anwendung des Insulins herauszuarbeiten. Wir dürfen heut sagen, daß wir das Versuchsstadium überwunden haben, und daß wir nachgerade zu einer Methode der Insulinbehandlung gelangt sind. Damit ist eine wichtige Voraussetzung für die Empfehlung des Insulins zum allgemeinärztlichen Gebrauch erfüllt.

In dem Maße, wie das anfangs sehr kostspielige und nur in kleinen Mengen vom Ausland her erhältliche Insulin allmählich wohlfeiler und in ausreichenden Mengen nicht nur vom Ausland, sondern neuerdings auch von der deutschen Industrie in den Handel gebracht wurde, fielen zugleich die äußeren Schwierigkeiten, die bis dahin der Einführung des Insulins in die ärztliche Praxis im Wege gestanden hatten.

Wenn ich es unternehme, mit der folgenden Abhandlung dem fernerstehenden Arzte einen Wegweiser für die praktische Insulinbehandlung zu schaffen, so stütze ich mich dabei nahezu ausschließlich auf die eigenen Erfahrungen, die ich im Laufe der Jahre an der Seite meines bewährten Meisters in unserer ganz auf praktische Behandlungszwecke eingerichteten Privatklinik gesammelt habe.

E. Foerster.

* *
*

Inhaltsverzeichnis.

	Seite
Vorwort.	
Das Insulin und die spezielle Technik seiner Anwendung	7
Die Leistungen der Insulinbehandlung.	15
Die Indikationen der Insulinbehandlung	22
Störende Begleiterscheinungen der Insulinbehandlung	24
1. Die hypoglykämische Reaktion	25
2. Die anaphylaktische u. idiosynkrasische Reaktion	27
3. Die Gefahr der Infektion als Folge der gehäuften Injektionen	29
4. Von schädlichen Nebenwirkungen ernsterer Art	29
Die praktische Durchführung der Insulinbehandlung	32

Das Insulin und die spezielle Technik seiner Anwendung.

Insulin ist das innersekretorische Hormon der Bauchspeicheldrüse. Es ist die Substanz, die seit M i n k o w s k i's auf das Jahr 1889 zurückreichenden Entdeckung über die Bedeutung des Pankreas für den Diabetes theoretisch erwiesen war, aber erst im Jahre 1922 von den beiden amerikanischen Forschern B a n t i n g und B e s t erstmalig in brauchbarer Form hergestellt werden konnte. Im Tierversuch wie beim Menschen bewirkt Insulin eine Herabsetzung des Blutzuckers und zwar besonders des krankhaften erhöhten Blutzuckers, wie er als unmittelbare Ursache des im Harn ausgeschiedenen Zuckers dem echten Diabetes zu eigen ist. Ob diese Wirkung des Insulins durch Bremsung eines krankhaft verstärkten Zuckerzustromes aus der Leber zustande kommt oder aber durch Begünstigung einer krankhaft herabgesetzten Zuckerverbrennung in der peripheren Körpermuskulatur, ist eine Frage, die im einen oder anderen Sinne auch jetzt noch nicht als endgültig entschieden gilt. Vielleicht sind beide Wirkungsmechanismen nebeneinander im Spiel. Sicher ist jedenfalls, daß unter längerer Insulinbehandlung die zuvor beim schweren Diabetiker völlig entleerten Glykogenspeicher in der Leber sich allmählich wieder auffüllen, und daß andererseits bei den mit Insulin behandelten Kranken zugleich mit der Entzuckerung eine Zunahme nicht nur des Körpergewichts, sondern auch des Kraftgefühls in so auffälliger Weise einhergeht, wie es von vornherein eigentlich nur durch eine gesteigerte Verwertung des für die Muskulatur unmittelbar als Nährstoff dienenden Blutzuckers zu erklären ist.

Das Insulin wird durch ein kompliziertes Verfahren aus der Bauchspeicheldrüse der Schlachttiere gewonnen. Ein wesentliches Erfordernis bei der Herstellung ist seine gründliche Reinigung von den anhaftenden Eiweißstoffen, die nicht nur auf die wirksame Insulinsubstanz zerstörend einwirken, sondern darüber hinaus bei der Anwendung auch toxische (anaphylaktische) Begleiterscheinungen auszulösen pflegen.

Ein reines Insulin soll in der Lösung äußerlich möglichst klar und farblos sein. Es darf

Die Schwierigkeiten der Insulindarstellung.

bei einwandfreier Technik weder eine lokale noch eine allgemeine Reaktion auslösen. (Näheres darüber siehe an späterer Stelle). Abgesehen von der Erzielung eines hohen Reinheitsgrades liegt auch in der Gewinnung eines möglichst haltbaren Insulins eine fabrikationstechnische Schwierigkeit, die bei vielen Präparaten des Handels auch heut noch nicht vollständig überwunden ist. Bei den absolut geringen Mengen der eigentlich wirksamen Substanz können unter Umständen schon Spuren von Fermenten, eine geringe Alkaliabgabe des Glases oder eine geringe Abweichung der Wasserstoffionenkonzentration dazu genügen, den ursprünglich vorhandenen Wirkungsgrad des Insulins in kurzer Zeit empfindlich abzuschwächen. Der mangelhaften Haltbarkeit des gelösten Insulins ist es neben seinem Charakter als Organpräparat wohl in erster Linie zuzuschreiben, wenn wir in der Praxis des öfteren Präparaten begegnen, die trotz vorschriftsmäßiger Prüfung und Auswertung am Tier wie am Menschen unseren Anforderungen nicht genügen. Mißerfolge bei der praktischen Anwendung des Insulins, über die uns gelegentlich von fernerstehenden Ärzten berichtet wurde, beruhen fast durchweg nicht auf dem vermuteten refraktären Verhalten der Kranken, sondern auf ungenügender Wirksamkeit der verwendeten Präparate. **Es ist deshalb der erste Rat, den ich dem Praktiker an dieser Stelle übermitteln möchte, sich für seine Behandlungszwecke nicht ein beliebiges Insulin von der nächsten Apotheke zu verschreiben, sondern sich zuvor über die Wirksamkeit der verschiedenen Präparate und ihrer einzelnen Seriennummern zu orientieren.**

Die Eichung des Insulins erfolgt nach Einheiten. Man versteht unter einer Einheit diejenige Menge, die imstande ist, den Blutzucker eines Kaninchens von bestimmtem Gewicht und nach 24stündigem Hunger auf den Wert von 0,045% herabzusetzen. Von dieser auch als Krampfdosis bezeichneten Kanincheneinheit leitet sich im weiteren die sog. klinische Einheit ab, der wir in der Praxis begegnen. Sie beträgt nach internationaler Vereinbarung z. Z. 40-45% der ersteren.

Insulin ist wirksam nur, soweit man es dem Körper auf parenteralem Wege zuführt. Peroral verabfolgt wird es durch die Verdauungssäfte, im besonderen wohl durch das äußere Sekret der Bauchspeicheldrüse zerstört und unwirksam gemacht. Man hat versucht, es vor der Zerstörung zu schützen, indem man es in einem schützenden Vehikel, z. B. in öliger Suspension verabfolgte. Auch auf diesem Wege aber erhielt man bisher nur unzureichende und unsichere Wirkungseffekte. Kaum besser sind die Erfolge der perlingualen Verabfolgung (Zerreiben auf der Zunge) und der Inhalation (feine Zerstäubung der Trockensubstanz). Für die Praxis muß deshalb einstweilen noch die **Injektionsbehandlung als die Methode der Wahl** gelten. Nur sie gestattet eine hinreichend zuverlässige Dosierung und nur mit ihr erzielt man ausreichende Wirkungseffekte. Die Injektion ist als subkutane, intramuskuläre und intravenöse möglich. Wir wenden für gewöhnlich die Subkutaninjektion an, wobei wir darauf achten, daß wir nicht zu flach — intrakutan — im Hinblick auf die dabei zumeist etwas größere Reizwirkung spritzen. Als Injektionsstelle wähle ich mit Vorliebe die äußere obere Glutäalgegend, diese besonders bei empfindlichen und abgemagerten Kranken, sowie bei solchen, die während der Kur ihrer Beschäftigung nachgehen. Auch die Außenseite der Oberschenkel, der Oberarme, die Bauchhaut usw. ist natürlich zum Anlegen von Stichfeldern geeignet. Bei den gehäuften Injektionen einer längeren Insulinkur erweist sich ein häufiger Wechsel der

Einstichstelle als ebenso selbstverständlich wie notwendig. Wir haben nicht minder darauf zu achten, daß wir unseren Kranken die einzelnen Einspritzungen möglichst schmerzlos gestalten. Die Sorge für möglichst feine und scharfe Kanülen ist deshalb ein wesentliches Erfordernis. Spritze und Kanüle sind, da regelmäßiges Auskochen in der Praxis unmöglich, am besten dauernd unter Alkohol aufzubewahren.

Die Reinigung der Einstichstelle erfolgt zur Vermeidung von Ekzemen besser nicht mit Jodtinktur, sondern mit Alkohol oder Äther. Die Nähe von ekzematös veränderten Hautstellen oder von Furunkeln ist der erhöhten Infektionsgefahr wegen selbstverständlich zu vermeiden.

Das Aufziehen der Injektionsflüssigkeit aus den mit einer Gummikappe verschlossenen Originalfläschchen erfolgt ohne Entfernung der Kappe und nach gründlicher Reinigung derselben mit Alkohol am besten nicht mit der feinen Injektionsnadel, sondern mit einer für diesen Zweck besonders bereitgehaltenen stärkeren Kanüle. Dies zur Vermeidung des raschen Stumpfwerdens der Nadeln und zur Verhütung einer stärkeren Schaumbildung, wie sie sich an der Flüssigkeit oft genug störend bemerkbar macht. Sie zeigt sich besonders bei halbentleerten Fläschchen und beruht dann auf der Verdünnung des im Fläschchen überstehenden Luftraumes. Es empfiehlt sich in solchem Fall, mittels der Spritze vorher ungefähr soviel Luft in das Fläschchen einzublasen als man Flüssigkeit zu entnehmen beabsichtigt. Ein weiteres praktisches Erfordernis ist möglichst sparsamer Verbrauch des noch immer ziemlich kostspieligen Insulins. Aufgezogener Schaum darf getrost in das Fläschchen zurückgespritzt werden, bevor man die Entnahmekanüle daraus entfernt.

Wie vorn erwähnt, sind die fabrikationstechnischen Schwierigkeiten der Insulinherstellung heut noch nicht soweit überwunden, daß wir von allen im Handel befindlichen Präparaten trotz gleicher Eichung die gleiche Wirkungsstärke erwarten dürfen. Schwankungen um 50-100% von Präparat zu Präparat, ja von Serie zu Serie desselben Präparates waren in der vergangenen Zeit nicht so selten. Ich muß es mir versagen, eine vollständige Übersicht über die bisher im Handel erschienenen in- und ausländischen Insuline zu geben und will nur auf die z. Z. gebräuchlichsten und bei uns in Deutschland leicht greifbaren Präparate kurz eingehen.

Gebräuchliche Insulinpräparate.

Als das reinste aller Insuline gilt heut wohl noch das zugleich stets gut und gleichmäßig wirksame amerikanische Insulin „Lilly". Es ist für uns freilich ein unerschwinglich teures Präparat. (1 Fläschchen mit 100 Einheiten kostet z. Z. Mk. 24.—).

Annähernd gleichwertig diesem an Reinheit, Wirkungsstärke und Haltbarkeit ist das englische Insulin „Wellcome", das ich seit Monaten mit bestem Erfolge verwende und deshalb aus eigenster Erfahrung mit in erster Linie empfehlen kann. (100 Einheiten kosten Mk. 7.—).

Weniger Befriedigendes leistete mir bei gelegentlichen Vergleichen das holländische Insulin „Organon", das in Deutschland aus holländischen Rohstoffen hergestellte „Tetewop", das englische Insulin der Firma „Allen und Hunbury" und das tschechische Insulin „Norgine". Es sei bemerkt, daß auch diese Präparate in einzelnen Serien recht gut wirksam waren, in anderen dagegen erschienen sie mir reichlich schwach eingestellt.

Von den heimischen Insulinen ist neben dem Merkschen, dem Höchster und dem Gansschen Präparat wohl am meisten bekannt und verbreitet das Insulin „Kahlbaum". (100 Einheiten von diesem kosten Mk. 4.05, die anderen sind zum Teil meines Wissens noch niedriger im Preise). Ihrer Qualität nach freilich reichen die deutschen Erzeugnisse im Augenblick an die Spitzengruppe der ausländischen wohl noch nicht heran. Bei dem Eifer, mit dem seitens der deutschen pharmazeutischen Industrie an der Vervollkommnung ihrer Insulinerzeugnisse gearbeitet wird, ist indessen zu hoffen, daß meine Behauptung bald nicht mehr zutrifft. Die Kahlbaumsche Fabrik sucht — wie ich höre — die Schwierigkeit, die in der Erzielung einer genügenden Haltbarkeit des gelösten Insulins liegt, neuerdings damit zu umgehen, daß sie Trockensubstanz und Lösungsmittel in den Fläschchen zunächst getrennt unterbringt und die Lösung erst unmittelbar vor Gebrauch durch den Arzt selbst mittels einfachen Handgriffs vornehmen läßt. Wir hätten damit jederzeit ein frisch gelöstes Insulin zur Hand.

Die Leistungen der Insulinbehandlung.

In dem Maße, wie es uns gelingt, den beim Diabetiker vorhandenen Mangel an eigenem Insulin durch richtig abgestimmte Insulinzufuhr auszugleichen und das Gleichgewicht zwischen

Zuckerproduktion und Zuckerverbrennung auf künstlichem Wege wiederherzustellen, sehen wir an unseren Kranken in eindruckvollster Weise die diabetischen Krankheitserscheinungen schwinden. Im einzelnen können wir beobachten, wie mit dem allmählichen Absinken des Blutzuckers die Zuckerausscheidung im Harn versiegt, die vorhandene Polyurie auf normale Harnmengen absinkt, die entleerten Wasserdepots des Körpers sich allmählich wieder auffüllen, das Durstgefühl nachläßt, das krankhaft gesteigerte Hungergefühl der eintretenden Sättigung des chronischen Gewebehungers weicht, die etwa vorhandene Azetonausscheidung als Zeichen der wiederhergestellten Zuckerverwertung schwindet, wie alle durch den erhöhten Blutzucker bedingten Begleiterscheinungen (Pruritus, Ekzeme und Furunkel, Neuritiden und Neuralgien, u. dgl. m.) sich verlieren und wie vor allem selbst in schweren Fällen die abschüssige Bahn der zunehmenden Entkräftung und Abmagerung verlassen wird und sich in einen zunehmenden Gewinn an Körpergewicht und Kraftgefühl umkehrt.

Wir dürfen also mit vollem Recht sagen, daß es uns mit Hilfe des Insulins in vollendeter und nie geahnter Weise gelingt, das diabetische Krankheitsbild zur Latenz zu bringen. Ja, wir können weiterhin heut schon soviel feststellen, daß es uns auch gelingt, das Krankheitsbild unter dauernder Insulinanwendung durch Jahre latent zu erhalten.

Ob wir über diese Ziele einer reinen Substitutionsbehandlung hinaus von dem Insulin auch eine kausale Beeinflussung der diabetischen Stoffwechselstörung zu erwarten haben, ist dagegen eine Frage, die im Augenblick noch nicht spruchreif ist. Soweit ich die Literatur übersehe, wird sie einstweilen von der Mehrzahl der Beobachter verneint. Auch ich stehe nach meinen bisherigen Erfahrungen durchaus auf seiten der Skeptiker.

Wohl konnte auch ich wie viele andere am Ende einer Insulinkur oft genug einen deutlichen Toleranzgewinn verzeichnen. Das sind indessen Erfolge, wie wir sie auch früher bei der reinen Diätbehandlung nicht selten sahen. Wir haben sie wohl mit Recht darauf zurückzuführen, daß sich unter unserer auf Entlastung des Stoffwechsels hinauslaufenden Behandlung — Diätbehandlung oder Insulinbehandlung — derjenige Anteil der ursprünglich festgestellten Toleranzschwäche, der nicht auf organisch-erkrankte, sondern nur auf funktionell-geschädigte Inselzellen zu beziehen war, allmählich wieder zum Ausgleich kam. Wenn wir berücksichtigen, daß es diabetische Krankheitsfälle gibt, die alle Kriterien des echten, nach meinen Erfahrungen freilich stets eines mehr minder leichten Diabetes aufweisen, die dabei ausschließlich auf reparablen Funktionsstörungen im Zuckerstoffwechsel beruhen und durch konsequente Schonungstherapie bis zur völligen und dauernden Wiederherstellung eines normalen Stoffwechselvermögens zurückgebracht werden können, so werden wir gelegentlich in Zweifel geraten können, ob wir einen solchen unter Insulinbehandlung erzielten Erfolg als spezifischen Heilerfolg des Insulins buchen sollen oder nicht. Nach meinem Dafürhalten beweist er noch nichts im Sinne des Spezifischen, denn auch mit der reinen (symptomatischen) Diätbehandlung waren bei leichteren Diabetikern solche weitgehende Erfolge gelegentlich zu erzielen. Bei ausgesprochen schweren diabetischen Stoffwechselstörungen dagegen, bei denen nach der ganzen Lage des Falls von vornherein auf schwere organische Veränderungen im Inselapparat zu schließen war, habe ich trotz 12—18monatiger ununterbrochener Insulinzufuhr den Wiedergewinn einer nennenswerten Eigentoleranz ausnahmslos vermißt. Auch bei denjenigen Fällen, die eine maligne Verlaufsrichtung ihres Leidens erwarten ließen, sich bei Beginn der Insulinbehandlung aber noch im frühen, gelegentlich allerersten Stadium ihrer Krankheit befanden, habe ich — bisher jedenfalls — neben der überaus günstigen symptomatischen Wirkung einer fortdauernden Insulinanwendung eine Beeinflussung der Verlaufsrichtung als spezifisch-kausale Heilwirkung nicht beobachten können. Indessen die Zahl dieser Fälle ist einstweilen wohl noch zu gering, die Beobachtungsdauer des einzelnen Falls wohl noch zu kurz, als daß sich schon ein abschließendes Urteil über diese Fragen fällen ließe.

Wenn wir uns vergegenwärtigen wollen, welche **Unterschiede zwischen der reinen Diätbehandlung und der durch Insulin unterstützten Diätbehandlung** (um eine solche handelt es sich ja in Wahrheit bei der sog. Insulinbehandlung) bestehen, so können wir folgendes feststellen:

Unser Behandlungsbestreben ist im einen wie im anderen Fall auf Schonung und Entlastung des Stoffwechsels gerichtet.

Im ersten Fall suchen wir dieses Ziel damit

zu erreichen, daß wir uns mit unseren Ernährungsvorschriften der jeweiligen Stoffwechsellage unserer Kranken anpassen. Die Rücksicht auf den allgemeinen Kräfte- und Ernährungszustand des Behandelten tritt bei diesem Vorgehen notgedrungen in den Hintergrund. Solange es sich um eine leichtere Stoffwechselstörung handelt, gelingt uns nicht nur die Beseitigung der diabetischen Krankheitserscheinungen, sondern auch die Erhaltung eines ausreichenden Kräfte- und Ernährungszustandes mittels der reinen Diätbehandlung ebenso vollkommen wie mit Hilfe des Insulins. Je schwerer aber die diabetische Stoffwechselstörung ist oder wird, um so weniger kommen wir mit der Diätbehandlung allein zuwege. Wenn uns mit zunehmender Schwere des Falls schon die Beseitigung der diabetischen Krankheitserscheinungen für sich allein nicht mehr vollständig gelingt, so erst recht nicht die Erhaltung eines ausreichenden Allgemeinzustandes. Das Dilemma, in das wir mit unserem diätetischen Vorgehen früher so oft gerieten, fand seinen Höhepunkt in dem durch chronische Hungerdiät total entkräfteten, zum Skelett abgemagerten, berufsunfähigen und trotz aller Hungerdiät früher oder später im Säurekoma endenden Schwerdiabetiker.

Wesentlich anders wird die Situation, wenn wir unser diätetisches Vorgehen durch das Insulin unterstützen können. Jetzt sind wir nicht mehr genötigt, das restliche Zuckerverbrennungsvermögen des Kranken als Grundlage für unser diätetisches Programm zu nehmen, wir sind vielmehr in der Lage, unseren Kranken eine wenn auch nach Lage des Falls beschränkte, so doch in jedem Fall ausreichende Ernährung zu gewährleisten. Von einer solchen gehen wir aus und an einer solchen halten wir für die Dauer fest. Das Mißverhältnis, das zwischen der gewählten Diätbelastung und dem natürlichen Leistungsvermögen des Kranken besteht, beseitigen wir durch die künstliche Insulinzufuhr, in leichteren Fällen durch entsprechend geringe, in schwereren durch entsprechend große Insulinmengen. Ja, in schwersten Fällen schrecken wir nicht davor zurück, den gesamten Zuckerwert der Nahrung ausschließlich durch das Insulin im diabetischen Körper zur Verbrennung zu bringen. Und das nicht nur für den Augenblick, sondern — wenn es sein muß — für die Dauer.

Die Indikationen der Insulinbehandlung.

Nach dem Gesagten ist die Anwendung des Insulins bei der Behandlung des Diabetes immer dann indiziert, wenn es auf diätetischem Wege allein nicht mehr gelingt, die diabetischen Krankheitssymptome vollkommen und unter Erhaltung eines ausreichenden Kräfte- und Ernährungszustandes des Kranken zum Schwinden zu bringen.

Für die Zwecke der Praxis möchte ich das Indikationsgebiet des Insulins mit folgenden Richtlinien umgrenzen:

1. **Eine absolute und zugleich die strikteste Indikation für seine Anwendung in der Praxis ist das Coma diabeticum.**

Bei der besonderen Bedeutung, die dem Insulin gerade für diesen Zweck zukommt, ist diese besondere Art seiner Anwendung an späterer Stelle besonders behandelt.

2. **Gleichfalls eine nahezu absolute und zugleich mehr minder dauernde Indikation liegt bei schweren azidotischen Diabetikern** (besonders auch

beim schweren jugendlichen Diabetes) **im allgemeinen vor.**

3. **Bei mittelschweren Fällen**, bei denen wir gewohnt sind, 2 oder 3 mal im Jahre durch **interkurrente Kuren** eine Entzuckerung des Körpers und Entlastung des Stoffwechsels vorzunehmen, pflegen wir das Insulin um so lieber heranzuziehen, je schwerer die Entzuckerung von statten geht, je gröbere diätetische Kasteiungen dafür erforderlich sind, kurz je näher der einzelne Fall an der Grenze zur schweren Form steht.

4. **Bei leichteren Diabetikern** endlich wird man das Insulin **nur unter besonderen Umständen** anzuwenden haben. Als solche sind anzusehen:

a) Begleitkrankheiten, sofern und solange sie eine akute Verschlechterung der an sich leichten Stoffwechselstörung auslösen, oder sofern sie eine besonders reichliche Ernährung bei möglichst dauernder und vollständiger Zuckerfreiheit (komplizierende Lungentuberkulose, Zustände von chron. Unterernährung) oder eine besonders geartete Ernährung (komplizierende Nephritis) angezeigt erscheinen lassen.

b) Operative Erkrankungen, bei denen möglichst rasche und vollkommene Entzuckerung zum Zwecke der Operation und späterhin für eine glatte Wundheilung zweckdienlich ist und unter Umständen notwendig werden kann.

c) Hartnäckige diabetische Krankheitssymptome, zu deren Beseitigung — wie wir wissen — oft nicht nur die Beseitigung der Glykosurie, sondern auch diejenige der unmittelbar ursächlichen Hyperglykämie notwendig ist.

Pruritus, Neuralgien und Neuritiden, Furunkel und Gangrän, all diese Begleit- und Folgeerscheinungen des erhöhten Blutzuckers bringen wir mit Hilfe des Insulins viel prompter und zuverlässiger zum Schwinden als mit der Diätbehandlung allein.

Störende Begleiterscheinungen der Insulinbehandlung.

Wenn die voranstehende Schilderung über die tatsächlichen Leistungen des Insulins zugleich dem Zweck dienen konnte, die übertriebenen Erwartungen richtig zu stellen, die sich bei fernerstehenden Ärzten und in Laienkreisen auch heute noch an die Leistungsfähigkeit des Insulins knüpfen, so erscheint es mir andererseits nicht minder notwendig, übertriebene Ängstlichkeiten hinsichtlich etwaiger Insulinschäden aus dem Wege zu räumen oder zum mindesten auf das richtige Maß zurückzuführen.

Eine 2jährige Anwendungszeit gestattet zwar noch kein endgültiges Urteil über die Gefahrlosigkeit einer Behandlungsmethode, aber soviel können wir doch nach unseren bisherigen Erfahrungen sagen, daß wir bei richtiger Anwendung ernstere Schädigungen, die imstande wären, den praktischen Wert des Insulins herabzusetzen, noch nicht beobachtet haben. Auch störende Begleiterscheinungen leichterer Art treten keineswegs gehäuft auf. Gelegentlich aber werden sie doch beobachtet. Es ist deshalb notwendig, daß sich der Arzt mit ihnen vertraut weiß.

1. Die hypoglykämische Reaktion.

Die Erscheinungen der hypoglykämischen Reaktion treten im Verlauf der Insulinbehandlung dann auf, wenn sich infolge Überdosierung die blutzuckersenkende Wirkung des Insulins im Übermaß geltend macht und der Blutzucker dabei unter den normalen Wert von $0,1\%$ gesunken ist. Es liegt nahe und entspricht den praktischen Erfahrungen, daß die Gefahr einer solchen Überdosierung um so näher rückt, je größer die absolute Menge des zugeführten Insulins ist. Die ersten Symptome eines unterwertigen Blutzuckerspiegels (etwa $0,08$—$0,06\%$), die von den Kranken zumeist in recht charakteristischer Weise geschildert werden, bestehen in einem eigenartigen Schwäche- und Leeregefühl, in starkem Schweißausbruch und in leichtem Zittern der Arme und Beine bzw. in einer eigenartigen Unsicherheit beim Gehen, Stehen und Greifen. Nur bei neurasthenisch-ängstlichen Kranken sah ich gelegentlich, nachdem sie erst einmal von mir über die Symptome der Reaktion aufgeklärt worden waren, eine psychogene Pseudoreaktion auftreten. Eine solche wird von der echten Reaktion ohne Blutzuckerbestimmung unter Umständen nicht ganz leicht zu unterscheiden sein. Ernstere hypoglykämische Erscheinungen, wie sie erst bei einer Senkung des Blutzuckers auf $0,045\%$ zu erwarten und vom Tierversuch her als Krämpfe und Bewußtlosigkeit bekannt sind, habe ich dagegen niemals auftreten sehen. Sie sind wohl überhaupt kaum einmal bei der Insulinbehandlung am Menschen beobachtet worden. Wir wissen heute längst, daß die Gefahr der hypoglykämischen Reaktion in der ersten Zeit der praktischen Insulinanwendung stark überschätzt und übertrieben worden ist. Die praktische Erfahrung hat uns gelehrt, daß selbst bei grober Überdosierung die ersten Erscheinungen der Reaktion in wenigen Minuten durch Zuckergenuß restlos zu beseitigen sind. In vielen Fällen, besonders bei schweren Diabetikern, genügt dazu nach meinen Erfahrungen allein schon der Genuß einer kleinen Brotmenge. Bei aller Harmlosigkeit müssen und werden wir selbstverständlich darauf Bedacht nehmen, das Auftreten der Reaktion und die ursächliche Überdosierung nach Möglichkeit zu vermeiden. Es empfiehlt sich in der Praxis, besonders bei ambulanter Behandlung mit dem Sicherheitsventil des sog. Pufferzuckers zu arbeiten. Dieses besteht darin, daß wir die erstrebte Zuckerfreiheit des Harns nicht bis zur völligen, sondern nur bis zur annähernden treiben.

2. Die anaphylaktische und idiosynkrasische Reaktion.

Wir hörten bereits, daß ein von den anhaftenden Eiweißstoffen ungenügend gereinigtes Insulin toxische Erscheinungen im Sinne der Anaphylaxie auszulösen vermag. In schweren Fällen als anaphylaktische Allgemeinreaktion mit Schüttelfrost, hohem Fieber und urtikariellen Allgemeinexanthemen, in leichten als lokale Reaktion mit lokalisierter Rötung und schmerzhafter Infiltratbildung an der Einstichstelle. In dem Maße, wie es der Fabrikation gelungen ist, den Weg zur Gewinnung möglichst vollständig gereinigter Präparate zu finden, sind diese toxischen Begleiterscheinungen immer seltener geworden. Schwere Allgemeinreaktionen habe ich seit Jahr und Tag trotz Verwendung verschiedenartigster Präparate überhaupt nicht mehr gesehen und auch die leichteren Lokalreaktionen nur noch vereinzelt. Solche waren übrigens nicht immer den verwendeten Präparaten zur Last zu legen, sondern gelegentlich auch der persönlichen Überempfindlichkeit des Behandelten zuzuschreiben, insofern als mitunter die gleichen Präparate von anderen Kranken anstandslos und ohne jede Reaktion vertragen wurden. Wir wissen ja, daß es einzelne Menschen gibt, die auf körperfremde Stoffe verschiedenster Art nur zu gern mit urtikariellen Exanthemen reagieren. Sie sind zum Glück selten! Begegnen wir ihnen einmal in

Sonstige schädliche Nebenwirkungen des Insulins.

der Insulinpraxis, so empfehle ich in jedem Fall zunächst einen Wechsel des Präparates, schon um festzustellen, ob es nicht doch an diesem lag. In einem Fall gelang es mir, unter Verminderung der Dosis eine allmähliche Gewöhnung und Abstumpfung der anfänglichen Überempfindlichkeit fast bis zur normalen Verträglichkeit zu erzielen. Läßt sich die Schwierigkeit auch damit nicht überwinden, so bleibt wohl nichts anderes übrig, als die Behandlung abzubrechen.

3. Die Gefahr der Infektion als Folge der gehäuften Injektionen.

Im Hinblick auf die erhöhte Infektionsbereitschaft des Diabetikers ist bei der Ausführung der Injektionen selbstverständlich mit aller Sorgsamkeit auf peinliche Sauberkeit zu achten. (Näheres darüber s. vorn.) Bei Beachtung der dort gegebenen Vorsichtsmaßregeln darf ich versichern, daß ich unter vielen Tausenden von Injektionen bisher niemals eine Infektion (Abszeßbildung u. dgl.) auftreten sah.

4. Von schädlichen Nebenwirkungen ernsterer Art,

auf die bei der Anwendung des Insulins unter Umständen zu achten ist, sind — soweit ich die Literatur übersehe und aus eigener Erfahrung schöpfen kann — die folgenden zu erwähnen:

Es ist berichtet worden, daß bei Diabetikern mit komplizierender Lungentuberkulose die Anwendung des Insulins nicht immer von dem günstigen Einfluß begleitet sei, den wir im allgemeinen von ihm in solchem Fall erwarten dürfen, sondern daß gelegentlich unter der Insulinbehandlung sogar eine akute Verschlimmerung des Lungenprozesses mit Fieber, Zunahme der Katarrherscheinungen und Bluthusten eingetreten sei. Ich selbst habe bei mehreren von mir behandelten Fällen dieser Art einen ungünstigen Einfluß des Insulins nicht beobachtet, vielmehr jedesmal eine merkliche Besserung der Lungenerkrankung (Entfieberung, Verringerung des Katarrhs) eintreten sehen. Immerhin wird es sich selbstverständlich empfehlen, das Insulin in solchen Fällen mit besonderer Vorsicht und unter genauer Beobachtung des Kranken und seiner Lungen durchzuführen.

Es ist ferner dem Insulin zur Last gelegt worden, daß unter seiner Anwendung bei älteren Diabetikern mit Arteriosklerose und Blutdrucksteigerung das Auftreten von apoplektischen Insulten begünstigt werde. Inwieweit es sich hier um ein post hoc oder propter hoc handelt, wird im einzelnen Fall nicht immer leicht zu entscheiden sein. Vielleicht ist die Wasserretention, die unter der Insulinanwendung regelmäßig einzutreten pflegt, als die Ursache solcher Schädigungen anzusprechen. Sie führt allerdings wohl mehr zu einer Zunahme des Wasserreichtums der Gewebe als zu einer Überfüllung des Kreislaufs. Der Blutdruck wird jedenfalls durch das Insulin eher herabgesetzt als gesteigert.

Ich selbst habe bei zahlreichen älteren, zum Teil schwer-arteriosklerotischen Diabetikern auch längerdauernde Insulinkuren ohne alle Störungen durchgeführt. Nur einmal beobachtete ich bei einem an sich schon plethorischen Diabetiker mit nephrosklerotischer Hypertonie während der Insulinbehandlung, ohne daß eine stärkere Wasserretention oder eine Extrasteigerung des Blutdrucks eingetreten wäre, eine so auffällige Steigerung der vorher nur in schwachem Maße vorhandenen Kopfschmerzen, daß ich mich des Eindrucks eines Kausalzusammenhanges nicht ganz erwehren konnte. Dies um so mehr, als seit Beendigung der Kur die Stärke der Beschwerden wieder durchaus auf das frühere Maß, das den Kranken seither zu keiner Klage mehr veranlaßt, zurückgegangen ist.

Ebenso bemerkenswert ist es, daß wir kürzlich bei einem Diabetiker, der seit Jahr und Tag unter dauernder Insulinwirkung steht, das Auftreten von gehäuften Nierenkoliken und den Abgang zahlreicher kleiner Harnsäurekonkremente beobachten konnten. Wir hatten hier mit der Möglichkeit zu rechnen, daß das durch das Insulin verringerte Wasserangebot an die Niere die Konkrementbildung zum mindesten begünstigt hat.

Was endlich die viel befürchteten Spätschädigungen durch das Insulin betrifft, so ist darüber vorläufig nichts Sicheres bekannt. Wir werden dieser Möglichkeit jedenfalls damit genügend Rechnung tragen, daß wir unsere Indikationen so stellen, wie wir sie vorn besprachen — **daß wir nur die wirklich schweren Diabetiker auf jede Gefahr hin dauernd, die leichteren dagegen nur interkurrent mit Insulin behandeln.**

Die praktische Durchführung der Insulinbehandlung.

Bei der Eigenart des Insulins, von dem wir ja erwähnten, daß es nicht eine feststehende, sondern recht variable Wirkungsstärke besitzt, und bei der Besonderheit des Diabetes, der ja

Allgemeine Richtlinien für die Insulindosierung.

nicht nur von Fall zu Fall, sondern auch im Einzelfall unter besonderen Umständen und zu verschiedenen Zeiten ein sehr verschiedenes Aussehen zu erhalten pflegt, ist es naturgemäß von vornherein unmöglich, feststehende Regeln für die Insulinbehandlung und im besonderen für die Dosierung des Insulins aufzustellen. Wie bei jeder Behandlung, so gibt es auch bei der Insulinbehandlung kein Schematisieren, sondern nur ein Individualisieren! Ich bin deshalb auch nur in der Lage, die in der Praxis üblichen und empfehlenswerten Richtlinien der Behandlung zu entwerfen und die gebräuchlichsten Durchschnittswerte der Dosierung anzuführen.

Wenn es das Ziel unserer Behandlung ist, den erhöhten Blutzucker unserer Kranken mittels des Insulins auf den normalen Wert herabzusetzen und ihn im weiteren nach Möglichkeit auf der normalen Höhe von 0,1% zu erhalten, so folgt daraus, daß eine wirklich exakte Dosierung des Insulins nur unter fortdauernder Kontrolle des Blutzuckers zu bewerkstelligen ist. In der Praxis können wir indessen der immerhin umständlichen Blutzuckerbestimmung recht gut entraten und sie durch eine — allerdings möglichst häufige — Harnzuckeruntersuchung ersetzen. Dabei haben wir immerhin zu beachten, daß zwischen der

Menge des Harnzuckers und der Höhe des Blutzuckers keineswegs immer ein Parallelismus besteht. Nur ungefähr und an einzelnen Stellen spiegelt sich der eine im anderen wieder.

Wir dürfen sagen, daß wir beim schweren Diabetiker im allgemeinen höheren Blutzuckerwerten begegnen als beim Leichtdiabetischen. Darüberhinaus hängt die Höhe des Blutzuckers natürlich auch im weiten Maße von der jeweiligen Nahrungsbelastung ab. Also auch bei leichten Diabetikern, soweit sie vor Beginn der Behandlung eine ungeregelte Diät (womöglich mit Zuckergenuß) hatten und eine entsprechend erhebliche Glykosurie aufweisen, dürfen wir unter Umständen einen relativ hohen Ausgangswert des Blutzuckers erwarten. Im Verlauf der Behandlung — bei geregelter Diät und unter der Insulinwirkung unterscheiden sich die beiden Formen dann aber wesentlich und zwar derart, daß sich beim Schwerdiabetiker sowohl die Spontanneigung zum Blutzuckeranstieg wie auch der blutzuckererhöhende Einfluß der Nahrung (hier zumeist nicht nur der Kohlehydrate, sondern der Gesamtnahrung) in weit stärkerem Maße geltend machen als beim Leichtdiabetischen. Wenn wir also zu Beginn der Behandlung unter Umständen im einen wie im anderen Fall relativ große Insulindosen anwenden müssen, so werden wir im weiteren beim Leichtdiabetischen die Anfangsdosis schon sehr bald und mitunter beträchtlich verringern müssen, um der Gefahr einer Überdosierung vorzubeugen. Beim schweren Diabetiker hingegen wird sich die Senkung des Blutzuckerspiegels viel langsamer und nur unter Fortwirkung relativ hoher Insulindosen vollziehen. Wir können uns über den Abfall des Blutzuckers dadurch einigermaßen orientieren, daß wir die von Injektion zu Injektion entleerten Harnportionen eine jede für sich zunächst rein qualitativ auf Zucker untersuchen. Sowie sich bei einer dieser Proben der vorher zuckerhaltige Urin nunmehr als zuckerfrei erweist, wissen wir, daß der Blutzucker den Wert von 0,18% (d. i. für gewöhnlich der Schwellenwert für die Zuckerdichtigkeit der Nieren, nur bei älteren Diabetikern mit Nephrosklerose liegt er meist höher) unterschritten hat, daß wir also der Normaleinstellung auf 0,1% bereits nahe sind. Es ist jetzt an der Zeit, entweder die folgende Insulindosis etwas zu erniedrigen oder den Kohlehydratgehalt der Nahrung während der folgenden Wirkungsperiode etwas zu erhöhen (am besten durch Zulage einer abgemessenen Brotmenge). Dies besonders dann, wenn die ersten Zeichen einer hypoglykämischen Reaktion auftreten. Sie besagen, daß der Blutzucker — wenigstens vorübergehend — auf 0,08 bis 0,06% gesunken ist. Diese allgemeinen Hinweise mögen und werden für die Praxis genügen.

Die beiden Regulierhebel, die uns für die Einregulierung des Blutzuckers zur Verfügung stehen, die wir gleichzeitig handhaben und möglichst harmonisch auf einander abstimmen müssen, **sind das blutzuckersenkende Insulin und die blutzuckererhöhende Nahrung.**

Als Standardwert für die Wirkungsstärke und die Wirkungsdauer des Insulins darf in der Praxis gelten:

1. Jede Einheit Insulin vermag im Durchschnitt 1—2 g des zuvor ausgeschiedenen Harnzuckers zum Schwinden zu bringen.

2. Die blutzuckersenkende Wirkung der einzelnen Insulindosis ist auf den Zeitraum von etwa 4 Stunden begrenzt.

Daraus folgt ad 1). Die Insulindosis muss im Rahmen des einzelnen Falles um so größer bemessen werden, je größer die ausgeschiedene Harnzuckermenge.

ad 2). Die blutzuckererhöhende Wirkung der Nahrung wird durch die entgegengesetzte des Insulins nur dann ausgeglichen, wenn ihre Wirkungsphasen zeitlich zusammenfallen. Nach der praktischen Erfahrung empfiehlt es sich, die Nahrungsaufnahme, besonders die der Kohlehydrate, der Insulineinspritzung im Abstand von etwa 15 Minuten folgen zu lassen. Bei niedrigem Ausgangswert des Blutzuckers ist dies zur Vermeidung einer hypoglykämischen Reaktion sogar notwendig.

An letzter Stelle ist für die Insulindosierung im allgemeinen zu berücksichtigen, daß der Insulinverbrauch in einer gewissen Parallele zum Körpergewicht des Behandelten steht. Dieser Faktor macht sich in der Praxis einerseits bei der Behandlung des kindlichen Diabetes (mit entsprechend verringerter Durchschnittsdosis) geltend, andererseits kann er u. U. bei länger fortgesetzten Insulinkuren, sofern dabei ein erheblicher Stoffansatz erzielt wird, eine Rolle spielen.

Als S t a n d a r d d i ä t empfehle ich das folgende Kostmaß, das den Bedingungen einer kalorisch ausreichenden Ernährung entspricht, dabei neben einer reichlichen Fettmenge eine genügende, für die Mehrzahl der Diabetiker optimale Eiweißration und auch eine für die bescheidenen Ansprüche des Diabetikers hinreichende Kohlehydratmenge aufweist.

Die Standarddiät.

Wir geben durchschnittlich:

	Eiweiss g	Fett g	Kohle-hydrat g	Kalorien
100—150 g Fleisch	20—30	8—12	—	160—240
2—3 Eier	12—18	10—15	—	145—225
100—150 g Butter	—	85—127	—	790—1190
20—40 g Käse ..	5—10	6—12	—	80—160
20—30 g Rahm..	0,8—1,2	3—4,5	—	30—45
ca. 900 g Gemüse	9	—	27	180
2 Äpfel	—	—	24	100
60—100 g Brot ..	3,6—6,0	—	30—50	125—210

Gesamtkalorienzahl .. 1610—2350.

Auf der Grundlage dieser Durchschnittswerte stellen wir für den einzelnen Fall die Kost in der Weise zusammen, daß wir an E i w e i ß etwa 1 g pro kg Körpergewicht geben, die K o h l e h y d r a t m e n g e auf eine mittlere Harnzuckerausscheidung (etwa 30—60 g in 24 Stunden) abstimmen und die F e t t r a t i o n auf einen Nahrungsbedarf von 25—30 Kalorien pro kg Körpergewicht einrichten.

Es versteht sich von selbst, daß je nach der Beschaffenheit des Falles im Verlauf der Behandlung des öfteren Abweichungen von der eingangs gewählten Diät vorgenommen werden müssen. So werden wir dem leichteren Diabetiker mit dem Anstieg seiner eigenen Toleranz ohne Erhöhung der Insulindosis weitere Kohlehydrate zulegen dürfen oder bei schwereren Fällen mit hartnäckiger Acetonurie vorübergehend eine stärkere Reduzierung der Eiweißmenge unter gleichzeitiger Vermehrung der Kohlehydrate verordnen. Daß später das Brot durch andere Kohlehydratträger (Kartoffeln, Reis u. dgl.) im äquivalenten Mengenverhältnis ersetzt werden kann, ist den meisten Kranken recht erwünscht.

Nachdem wir die Standarddiät zusammengestellt haben, pflegen wir so vorzugehen, daß wir zunächst durch einige Tage die pro 24 Stunden ausgeschiedene Harnzuckermenge (nicht Prozente, sondern absolute Grammzahl) ermitteln. Hat sich die Zuckerausscheidung mit einiger Gleichmäßigkeit eingestellt (am 1. und 2. Tag sind bei vorher diätetisch ungeregelten Fällen grobe Schwankungen an der Tagesordnung), so errechnen wir nunmehr die ungefähr notwendige Insulin-Tagesdosis. Sie würde bei einer Zuckerausscheidung von rund 50 g also auf etwa 30 Einheiten im voraus zu veranschlagen sein. In zweiter Linie fragen wir uns, wie wir diese Tagesdosis am zweckmäßigsten über den Tag verteilen. Es liegt auf der Hand, daß die Wirkungen des Insulins um so günstiger sein werden, und daß wir unsere ganze Behandlungsmethode um so idealer gestalten werden, je mehr wir uns mit der künstlichen Insulinzufuhr dem natürlichen Geschehen im Organismus anpassen. **Je gleichmäßiger wir die Tagesdosis über den Tag verteilen, um so gleichmäßiger vollzieht sich die Senkung des Blutzuckers** und um so leichter gelingt es auch, ihn im weiteren auf der normalen Höhe zu erhalten. Wo sich entsprechend einer erheblichen Glykosurie eine hohe Gesamttagesdosis (etwa 40—60 Einheiten) als notwendig erweist, ist es entschieden ratsam, diese Dosis — wenn irgend möglich — in 3 Portionen morgens, mittags und abends unter gleichzeitiger Dreiteilung der zugebilligten Kohlehydratmenge zu verabfolgen. Schon bei einer Stärke von 20 Einheiten, die ich unter gewöhnlichen Verhältnissen dem Praktiker als Maximalgrenze der Einzeldosis empfehlen möchte, wird in vielen Fällen eine erhebliche Stoßwirkung auf den Blutzucker ausgeübt werden. Die Kranken empfinden nach meinen Beobachtungen diese stoßweise erfolgende Wirkung mitunter selbst als recht unangenehm in ähnlichen, wenn auch schwächeren Erscheinungen als bei der echten hypoglykämischen Reaktion (relative hypo-

Die Dauer der Insulinanwendung. 41

glykämische Reaktion). Eine mittlere Tagesdosis (etwa 20—40 Einheiten) wird am besten 2zeitig im Verlauf des Vormittags und gegen Abend unter entsprechend veränderter Verteilung der Kohlehydrate verabfolgt.

Mit 1 Einspritzung pro Tag (5—15 Einheiten) wird man nur geringe Glykosurien bei Leichtdiabetikern wirksam bekämpfen können.

Daß vereinzelte Injektionen, etwa jeden 2. oder jeden 3. Tag mehr auf eine symbolische Handlung als auf eine zielbewußte Behandlung hinauslaufen, liegt nach dem Gesagten auf der Hand.

Die Dauer einer Insulinbehandlung hängt — wie wir schon besprachen — ganz von der Besonderheit des einzelnen Falles ab. Bei ausgesprochen schweren Diabetikern mit starker Azidosis, die sich bereits in der Nähe eines Koma oder aber in rascher Verschlechterung ihrer Stoffwechsellage (schwerer jugendlicher Diabetes) befinden, werden die Vorteile der Behandlung einerseits, die Nachteile etwaiger Behandlungspausen auf der anderen Seite so stark hervortreten, daß sich die möglichst dauernde Anwendung des Insulins nahezu von selbst ergibt. Die Kranken empfinden es, wenn sie erst einmal eine Zeitlang unter Insulinwirkung gestanden haben, selbst am allerbesten, daß das Insulin ihr einziger und bester Rettungsanker ist. Da in diesen Fällen nicht nur die Dauer der Insulinanwendung unbemessen, sondern auch die Zahl der Injektionen (wir erwähnten, daß in solchen Fällen 2—3mal pro Tag regelmäßig gespritzt werden muß) ins Ungemessene geht, bleibt uns wohl kaum anderes übrig, als den Kranken allmählich die Spritze selbst in die Hand zu geben. Es ist selbstverständlich, daß sie trotzdem und unter diesen Umständen erst recht unter dauernder ärztlicher Kontrolle gehalten werden müssen. Ich möchte an dieser Stelle darauf hinweisen, daß bei diesen schweren Fällen nach längerer und regelmäßiger Zufuhr von Insulin ein brüskes Abbrechen der Insulinbehandlung dringend zu widerraten ist. Die Kranken reagieren auf eine plötzliche Entziehung, wie wir erst kürzlich bei einem solchen Fall beobachten konnten, mit einem unter Umständen akutissime einsetzenden Koma, aus dem sie nur durch erneute — möglichst umgehende und energische — Insulinzufuhr gerettet werden können. Ihr Stoffwechsel bricht, wenn ihnen das Insulin plötzlich entzogen wird, mit einem Schlage zusammen. Unter der Insulinwirkung heut noch frei von Zucker und Aceton, bei bestem Wohlbefinden, bei voller Kraft und Arbeitsfähigkeit, können sie morgen am ersten

Tage der fehlenden Insulinwirkung schon überschwemmt von den plötzlich aus ihren eigenen Glykogenlagern ausgeschütteten Zuckermassen und unter rapide zunehmender Säurevergiftung komatös und moribund sein. **Also immer dann, wenn wir anzunehmen haben, daß das künstlich zugeführte Insulin dem Kranken alles oder so gut wie alles leistet, müssen wir uns hüten, eine plötzliche Entziehung vorzunehmen.** Diese Kranken sind für die Dauer an das Insulin gefesselt, das — wie es scheint — zwar nicht imstande ist, sie von dem Abgrund „Koma" fern zu halten, sie aber doch wenigstens vor dem Hinabstürzen auf unabsehbare Zeit hinaus zu bewahren vermag. Von einer Gefährdung durch das Insulin — etwa im Sinne der schädlichen Gewöhnung — kann hierbei natürlich keine Rede sein, denn ohne Insulin würden diese Kranken den extrem schweren Grad ihrer Stoffwechselstörung überhaupt nicht erlebt haben.

Anders die leichten und mittelschweren Fälle von Diabetes. Wir werden hier jederzeit und nach meinen Erfahrungen auch mehr minder plötzlich ohne Schaden für die Kranken die Insulinkur beenden dürfen, sowie wir das

Ziel unserer Behandlung, entweder eine vorübergehende Entlastung des Stoffwechsels oder die Beseitigung einer hartnäckigen Komplikation oder eine genügende Allgemeinkräftigung des Kranken erreicht haben.

Hinsichtlich der **Ziele einer Überernährung** möchte ich erwähnen, daß wir gut daran tun, den Anstieg des Körpergewichts im Verlauf einer längeren Insulinbehandlung nicht weiter zu begünstigen, als bis das Fehlende ersetzt und ein durchschnittliches Normalgewicht erreicht ist. Dies einerseits im Hinblick auf die notwendige Schonung des Stoffwechsels (dasjenige Kostmaß, das eben imstande ist, den Diabetiker auf seinem Normalgewicht zu erhalten, gilt wie früher so auch jetzt noch als das Optimum seiner Ernährung), andererseits auch im Hinblick auf den Insulinverbrauch, der mit steigender Körpermasse — wie wir erwähnten — ansteigt, besonders dann, wenn der im Verlauf der Behandlung erzielte Gewinn an eigener Toleranz nur ein geringer ist. Den Genuß von Süßigkeiten soll man Diabetikern auch während der Insulinbehandlung nur ausnahmsweise gestatten und jedenfalls nicht zur Regel werden lassen.

Eine besondere Besprechung bedarf zum

Schluß noch **die besondere Leistung und die spezielle Anwendung des Insulins beim Koma diabeticum.** Wenn das Insulin den überschüssigen Zucker im diabetischen Organismus nicht nur zum Schwinden, sondern auch zur Verbrennung bringt, so durften wir von vornherein erwarten, daß uns in dem neuen Mittel eine wesentliche Stütze für die Behandlung des diabetischen Koma erwachsen sei. Diese Erwartungen sind durchaus eingetroffen. Mit seltener Übereinstimmung wird die Bedeutung des Insulins gerade für diesen Behandlungszweck anerkannt. Wer es einmal gesehen hat, wie sich das schwere Vergiftungsbild, dem wir früher nahezu machtlos gegenüberstanden, jetzt unter der Wirkung des Insulins oft schon in wenigen Stunden völlig wegzaubern läßt, wird die Bedeutung des Insulins nicht hoch genug einschätzen können. Man wird es schon heute fast als einen Kunstfehler anzusehen haben, wenn das Insulin bei einem diabetischen Koma einmal nicht in Anwendung gebracht wird. Soweit von Mißerfolgen überhaupt berichtet werden konnte, ergaben sich wohl immer besondere Umstände, durch die der ausbleibende Erfolg zu erklären war. Entweder das Insulin wurde in unzureichenden Mengen verabfolgt, oder aber es wurde zu spät angewandt, womöglich erst zu einer Zeit, da sich infolge Bewußtlosigkeit und Herzschwäche bereits sekundäre, der Insulinwirkung an sich nicht zugängliche Komplikationen eingestellt hatten (Pneumonie u. dgl.). **Es ergibt sich daraus als dringendes Gebot, das Insulin so zeitig als möglich in den Kampf gegen das Koma zu führen. Ebenso notwendig ist es, nicht zaghaft, sondern mit großen und größten Insulinmengen den Kampf aufzunehmen.** Wenn schon mit dem Auftreten jeder ernsteren Begleitkrankheit im Verlauf einer Insulinkur fast immer eine mehr minder erschwerte Reaktionsfähigkeit des Behandelten auf das zugeführte Insulin einherzugehen pflegt und eine entsprechende Erhöhung der bisherigen Insulindosis notwendig wird, so müssen wir unter den besonderen Umständen eines drohenden oder gar schon ausgebrochenen Säurekomas durchweg die sonst übliche Insulindosis gewaltig übersteigen. Je nach der Schwere der Erscheinungen werden wir im Abstand von wenigen Stunden je 50—100 Einheiten pro dosi verabfolgen und den ersten Einspritzungen dabei womöglich durch intravenöse Einverleibung zur möglichst unmittelbaren Wirkung verhelfen. Obwohl diese großen Insulinmengen schon in dem abnorm hohen Zuckergehalt des Blutes, wie er beim Koma stets vorhanden ist (Werte von 0,4—0,5% und darüber sind dabei nicht selten), ein gleichwertiges Angriffsobjekt finden, pflegen wir darüberhinaus doch auch für **Zufuhr von Kohlehydraten**, im bes. Traubenzucker, zwecks weiterer Erhöhung des Zuckerumsatzes Sorge zu tragen. Ebenso sind **Alkalien**, die wir sonst in Verbindung mit dem Insulin zur Vermeidung einer allzu starken Wasserzurückhaltung nicht geben, unter den besonderen Verhältnissen der eingetretenen Säurevergiftung indiziert. Wo die Verhältnisse es gestatten, empfiehlt es sich, die Insulindosierung beim Koma unter fortlaufender Kontrolle des Blutzuckers vorzunehmen und zugleich den Verlauf der Azidosis durch Bestimmung der Alkalireserve und der CO_2-Spannung des Blutes genauer zu verfolgen.

VERLAG VON J. F. BERGMANN IN MÜNCHEN.

Insulin. Seine Darstellung, physiologische und pharmakologische Wirkung mit besonderer Berücksichtigung seiner Wertbestimmung (Eichung). Von **A. Grevenstuk,** Assistent und Prof. Dr. **E. Laqueur,** Direktor des pharmako-therapeutischen Laboratoriums der Universität Amsterdam. 1925.   16.50 Goldmark

Ueber den jetzigen Stand der Diabetestherapie. Erweiterte Form des auf der Tagung der Deutschen Gesellschaft für innere Medizin in Wiesbaden 1921 erstatteten Referates von Geh. Med.-Rat Prof. Dr. **C. von Noorden** in Frankfurt a. M. 1921.   1.— Goldmark

Die Krankheiten des Pankreas. Handbuch der gesamten Pathologie, Diagnostik und Therapie der Pankreaserkrankungen (mit Einschluss der Pathogenese und Aetiologie des Diabetes mellitus und der chronischen Glykosurien). Von Prof. Dr. **K. A. Heiberg,** Kopenhagen, Rigshospitalet. 1914.   12.— Goldmark

Kochbuch für Zuckerkranke und Fettleibige. Von F. von Winckler. Neunte verbesserte Auflage. Nach dem Tode der Verfasserin herausgegeben von F. Broxner, München. 1915.
Gebunden in Leinen.   3.— Goldmark

365 Speisezettel für Zuckerkranke und Fettleibige, mit Rezepten über Zubereitung von Aleuronatbrot, Mehlspeisen und Getränken. Von **F. von Winckler.** Fünfte durchgesehene und ergänzte Auflage. Nach dem Tode der Verfasserin herausgegeben von F. Broxner, München. 1914.
Gebunden in Halbleinen.   2.40 Goldmark

MIX
Papier aus verantwortungsvollen Quellen
Paper from responsible sources
FSC® C105338

If you have any concerns about our products,
you can contact us on
ProductSafety@springernature.com

In case Publisher is established outside the EU,
the EU authorized representative is:
**Springer Nature Customer Service Center GmbH
Europaplatz 3, 69115 Heidelberg, Germany**

Printed by Libri Plureos GmbH
in Hamburg, Germany